RAPPORT

SUR LE TRAITÉ PRATIQUE

DE L'ACCOUCHEMENT PRÉMATURÉ ARTIFICIEL

DE M. LE DOCTEUR SILBERT (D'AIX),

PAR M. LABORIE,

ANCIEN CHEF DE CLINIQUE D'ACCOUCHEMENT DE LA FACULTÉ DE PARIS.

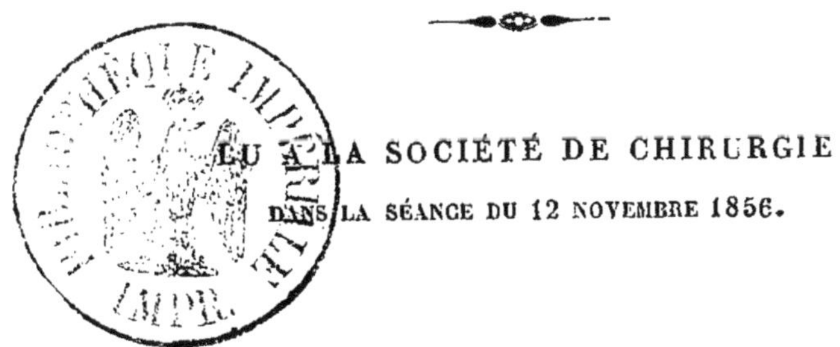

LU A LA SOCIÉTÉ DE CHIRURGIE

DANS LA SÉANCE DU 12 NOVEMBRE 1856.

PARIS

TYPOGRAPHIE DE HENRI PLON,

IMPRIMEUR DE L'EMPEREUR,

RUE GARANCIÈRE, N° 8.

1857

RAPPORT

SUR LE TRAITÉ PRATIQUE

DE L'ACCOUCHEMENT PRÉMATURÉ ARTIFICIEL

DE M. LE DOCTEUR SILBERT (d'Aix),

PAR M. LABORIE.

Vous nous avez chargé de vous faire un rapport sur un ouvrage imprimé de M. le docteur Silbert. Cet ouvrage est intitulé *Traité pratique de l'accouchement prématuré artificiel, comprenant son histoire, ses indications, l'époque à laquelle on doit le pratiquer, et le meilleur moyen de le déterminer.*

Comme vous en pouvez juger, messieurs, par la rigoureuse reproduction du titre adopté par M. Silbert, l'honorable auteur a imprimé au fronton de son œuvre un programme bien complet. Ne reculant devant aucune des difficultés de son sujet, il a pensé pouvoir, dans une brochure de 120 pages, exposer, élucider et juger toutes les questions si délicates, si controversées qu'il présente à chaque pas.

Ayant accepté la tâche que vous nous avez confiée, nous avons lu et relu avec le soin le plus attentif le travail de M. Silbert, et nous venons vous faire part de nos impressions, sinon avec toute l'autorité désirable, tout au moins avec toute la sincérité dont nous ne saurions jamais nous départir.

Le traité dont nous rendons compte est divisé en trois parties.

La première est consacrée à la définition et à l'histoire de l'accouchement prématuré artificiel ;

La seconde comprend les indications et les contre-indications ;

La troisième enfin comprend l'étude des procédés opératoires et un résumé des principes qui doivent servir de règle au praticien.

Nous suivrons l'auteur dans la division qu'il a choisie.

Première partie. Chap. Ier. *Définition de l'accouchement prématuré artificiel.* — M. Silbert ne donne le nom d'accouchement prématuré artificiel qu'à celui pratiqué lorsque la gestation est assez avancée pour que le produit soit viable. Il repousse avec raison le nom d'accouchement forcé, et pour éviter toute confusion, il a soin d'éloigner aussi de sa définition le nom sous lequel on a également désigné l'opération, à savoir, celui d'*avortement provoqué.*

Si jamais opération a dû prendre rang dans le domaine de l'obstétrique, c'est sans doute celle qui permet, dans certains cas, de hâter le moment de la délivrance. Pour se guider dans cette voie difficile, le praticien ne peut moins faire que d'imiter les nombreux faits que la nature s'est chargée seule, et sans secours, de donner pour exemples. Parmi les observations les plus concluantes, nous rappellerons celle publiée en 1838 par Fodéré (*Journ. de la Soc. des sciences, arts et agriculture du Bas-Rhin*). M. Silbert la cite avec raison comme essentiellement probante.

Dans les quelques lignes consacrées à l'appréciation différentielle des divers procédés employés pour terminer un accouchement à terme lorsqu'il est entravé par des difficultés dont la source se trouve dans la structure de la mère, M. Silbert, tout imbu de la bonté de la cause, passe avec une légèreté regrettable sur la valeur plus ou moins contestable des moyens proposés. Nous reviendrons sur ce sujet.

Chap. II. *Historique.* — C'est en 1642 que se trouve la première indication formulée de recourir à l'accouchement provoqué avant terme, et c'est seulement pour les cas de métrorrhagie.

Louis Bourgeois et Jacques Guillemeau donnaient le conseil de le provoquer par l'introduction successive des doigts et de la main en totalité, pour extraire le fœtus par la version.

En 1743 (*Mémoires de l'Académie de chirurgie*), dans un *Mémoire sur les pertes de sang qui surviennent aux femmes grosses,* nous voyons Puzos s'élever contre l'accouchement forcé, et procéder, lorsqu'il devenait indispensable de déterminer la déplétion de l'utérus, à des manœuvres dont le but était de provoquer les contractions de l'utérus, et par conséquent de ramener autant que possible l'accouchement à ses conditions normales. Cet intéressant travail de Puzos est tout un manifeste dirigé contre l'accouchement forcé.

Ainsi, après avoir établi, en parlant de cette opération, que l'on aurait à se reprocher de ne pas s'être servi d'un moyen qui est recommandé par les meilleurs auteurs et que l'usage autorise journellement,

il ajoute que, le principe de l'accouchement forcé étant admis, « ce
» secours, tel qu'il est, ayant encore de grands inconvénients et ne
» nous mettant pas à l'abri du malheur de voir périr presque autant
» de mères et d'enfants que nous en échappons par cette opération tant
» recommandée, j'ai cru devoir chercher dans les différentes façons de
» pratiquer ces accouchements de nécessité une méthode qui les ren-
» dît moins dangereux, et qui pût épargner aux gens dévoués à cet
» art la douleur de voir périr si fréquemment des femmes deux heures
» ou une heure après des accouchements très-heureux en apparence
» jusqu'à ce moment. »

Puzos expose avec un véritable talent les raisons qui doivent impo-
ser aux praticiens l'intervention dans les cas de pertes produites par
des décollements du placenta. Il fait ressortir avec une sagacité pratique remarquable l'influence des douleurs sur la quantité de sang perdu
et sur les suites de l'accouchement. Permettez-nous encore cette cita-
tion : « Ayant été souvent mandé pour secourir des femmes en perte
» de sang au moment d'accoucher, j'ai remarqué que celles qui avaient
» des douleurs assez fortes pour laisser agir la nature dans un tra-
» vail qui promettait de la célérité perdaient moins de sang que celles
» dont les douleurs étaient lentes ; que l'augmentation des douleurs
» devenait un moyen pour arrêter ou suspendre la perte avant la fin
» du travail, et j'ai éprouvé que ces femmes accouchaient très-heu-
» reusement, et que rarement les suites funestes attachées à l'accou-
» chement forcé venaient troubler le succès de ces opérations natu-
» relles. »

Vous voyez, messieurs, tout ce qu'il y a de raison dans ces quelques lignes. Je vous ferai d'abord remarquer l'heureuse expression
que Puzos emploie pour désigner l'accouchement provoqué : il le
nomme accouchement de nécessité. Il n'y a pas d'objection possible
avec cette désignation, et les plus énergiques adversaires de l'accouchement provoqué ont bien été forcés d'admettre un accouchement de
nécessité, puisque notre grand accoucheur, Baudelocque lui-même, le
pratiquait dans les cas de métrorrhagie.

Vous pouvez juger combien la place que Puzos occupe dans l'historique de cette opération est grande. Nous louons fort M. Silbert d'avoir
rendu justice à cet auteur en disant qu'il fut le véritable inventeur de
l'accouchement prématuré artificiel. Et quand on a voulu le dépossé-
der de cette gloire en prétendant qu'il ne faisait que l'accouchement
forcé, on n'a sans doute pas lu le mémoire dont nous parlons, et surtout on n'a pas lu le parallèle qu'il fait entre l'accouchement naturel

et l'accouchement forcé ; c'est un chapitre bien fait, très-condensé, et qui mériterait d'être reproduit. Nous regrettons que M. Silbert ne se soit pas plus étendu sur cette partie de son historique.

Disons seulement que les procédés conseillés par Puzos étaient insuffisants ; mais le principe était exposé tout entier, et tel qu'on n'avait plus rien à y ajouter.

Nous ne suivrons pas plus loin M. Silbert dans la partie historique de son travail ; elle n'offre rien de nouveau.

Dans le troisième chapitre sont exposées et discutées les objections élevées contre l'emploi de l'accouchement prématuré artificiel ; l'auteur les range sous quatre chefs :

1° Difficultés des indications ;

2° Incertitude de l'époque à laquelle il faut pratiquer l'opération ;

3° Dangers de l'opération , résultats qu'on en obtient , suites qu'elle peut avoir ;

4° Immoralité qu'il peut y avoir à la pratiquer, et abus qu'on pourrait en faire.

1° *Difficultés des indications.* — Rien de plus délicat que l'appréciation rigoureuse des règles à suivre dans les cas d'angustie pelvienne. Sur ce terrain, les objections faites ont une grande valeur , et M. Silbert nous paraît avoir peut-être trop écourté cette partie de son sujet.

Les adversaires de l'accouchement prématuré artificiel pouvaient surtout appuyer leurs objections sur des faits tout à fait inattendus , et nous comprenons, dans une certaine limite toutefois, la force du raisonnement de Mahon, lorsqu'il dit « que la nature ou le principe de » vie a dans l'homme des ressources dont on n'a pas d'idée » ; et c'est de la part de M. Silbert une réponse trop magistrale que celle qu'il oppose à la phrase que nous venons de citer, lorsqu'il dit : « Que peut, » hélas ! le principe de vie contre les décisions du pelvimètre? »

Ce qui peut être vrai dans les cas extrêmes devient quelquefois complétement erroné dans des circonstances qui paraissaient cependant ne pouvoir laisser aucun doute sur l'impossibilité d'une terminaison heureuse de l'accouchement. Nous suivrons, du reste , M. Silbert dans les développements qu'il donne à cette question.

2° *Incertitude de l'époque à laquelle il faut pratiquer l'opération.—* Dans quelques lignes consacrées à la réfutation de cette objection , M. Silbert reconnaît ce qu'elle a de fondé ; mais, en raison de l'utilité réelle de l'opération , *il faut,* dit-il , *prendre son parti des difficultés qui lui sont inhérentes.*

3º *Dangers de l'opération; ses résultats et ses suites.* — A l'aide de chiffres empruntés à MM. Mely, Stoltz, Macaulay, Ramsbotham, etc., l'auteur démontre le peu de valeur des attaques formulées par Baudelocque, Capuron et Dugès. Rien n'est plus péremptoire, et la conviction ne peut manquer de devenir générale, si en regard des observations d'accouchements prématurés connus jusqu'à ce jour on dresse le tableau nécrologique donné par l'opération césarienne, si on signale les terribles accidents qui peuvent être déterminés par la symphyséotomie, et si surtout on arrête sa pensée sur la cruelle opération de la céphalotripsie, opération que nous sommes cependant dans la nécessité d'accepter comme un véritable bienfait à la période ultime de la grossesse.

4º *Immoralité et abus.* — Nous ne nous arrêterons pas à cette partie du sujet; nous ne trouvons dans les auteurs qu'une phraséologie creuse, et pas un seul bon argument dans les attaques dirigées contre l'accouchement provoqué.

DEUXIÈME PARTIE. Chapitre Iᵉʳ. *Indications de l'accouchement prématuré artificiel.* — Après un rapide et, suivant nous, insuffisant examen des objections opposées aux adversaires de l'accouchement prématuré, M. Silbert aborde la deuxième partie de son travail. Il commence par reconnaître tous les *desiderata* de la science pratique, et il range sous deux chefs les indications : 1º relativement à l'état de la mère; 2º relativement à l'état du fœtus.

1º *Indications fournies par l'état de la mère.* — *Angustie pelvienne.* — L'angustie pelvienne, quelle que soit du reste son origine, soit par déformation, soit par étroitesse absolue, soit par la présence d'une tumeur quelconque, constitue l'indication la plus importante de l'ac-couchement provoqué.

Pour M. Silbert, le minimum du rétrécissement doit être de 7 centimètres, et le maximum de 8 centimètres pour autoriser l'intervention prématurée de l'accoucheur. Le rétrécissement du détroit inférieur peut aussi nécessiter cette intervention. (Observ. de **M. D'Outrepont.**)

M. Stoltz n'admet l'opportunité de l'opération que jusqu'au minimum de 73 à 76 millimètres.

Après avoir lu le chapitre consacré par M. Silbert à l'angustie pelvienne, nous sommes forcé de dire notre pensée. Il nous a paru tout à fait insuffisant. Les descriptions soulevées sur ce sujet sont assez importantes pour devoir être reproduites d'une façon plus complète,

et l'auteur, en effleurant seulement son sujet, a laissé dans l'oubli plu-
sieurs points offrant cependant le plus grand intérêt.

Rien, en effet, de plus inattendu que les résultats fournis par l'expé-
rience, et nous avons vu, pour notre compte, des faits tellement en dehors de toute espèce de prévision, que nous sommes disposé à traiter
moins résolûment la question de limite fixe pour l'intervention chirurgicale. Nous eussions désiré voir rappeler ces cas par l'auteur, et peut-
être eût-il été moins affirmatif aussi bien dans le sens du minimum que
dans le sens du maximum.

Nous dirons à M. Silbert que bien souvent l'accoucheur doit hésiter,
même dans les cas les plus positifs en apparence, et il est un sage
précepte que nous lui rappellerons, précepte qu'il ne faut jamais ou-
blier : Laissez à une primipare la chance d'un accouchement normal,
et à moins d'une indication sans réplique, différez votre intervention
jusqu'à une deuxième grossesse.

C'est alors surtout que votre intervention deviendra légitime, inatta-
quable, et vous pourrez seul, avec votre seule responsabilité, agir sans
hésitation comme sans regrets.

Si ce précepte a ses applications dans les cas de rétrécissement al-
lant jusqu'à 8 centimètres, il devient encore bien plus important dans
les cas de rétrécissement moindre, qui semblerait devoir permettre à
la nature d'agir seule. Nous avons publié une observation qui montre
combien on peut s'aider, pour agir, de l'histoire des grossesses antérieures de la patiente.

Permettez-nous, messieurs, de vous en donner une très-rapide
analyse.

Une femme, mariée à 20 ans, devient enceinte seulement après 18 ans
de mariage. Ce premier accouchement fut horriblement pénible, et
l'enfant à terme ne put être extrait qu'à l'aide du forceps et par de vio-
lentes tractions. Il était mort ; le travail avait duré trois jours, s'ac-
compagnant de souffrances terribles.

Un an après, deuxième grossesse, mêmes difficultés, même terminaison malheureuse. Suites de couches extrêmement graves.

Une troisième grossesse a lieu, la malade effrayée me demande conseil ; je l'engage à se rendre à Paris dans le cours du mois de la gestation. M. Dubois voulut bien examiner cette dame avec moi, et nous
reconnûmes au détroit supérieur 93 millimètres pour le diamètre sacro-
pubien. Sans aucun doute, dans ces conditions, on était en droit sur
une primipare de s'en rapporter aux ressources naturelles pour mener
à bonne fin la délivrance, et l'intervention eût pu être taxée de témé-

raire. Mais, éclairé par l'histoire des deux grossesses antérieures, on ne devait pas hésiter, et appuyé par les conseils de notre savant maître, nous avons provoqué l'accouchement et avec un succès complet. L'enfant, né à huit mois, a aujourd'hui dix ans, et jouit d'une parfaite santé. Les suites de couches ont été des plus heureuses.

Il est encore une considération importante à signaler, qui pourra modifier la décision du chirurgien. Nous voulons parler de l'âge de la malade. Lorsqu'une femme primipare est âgée d'une trentaine d'années, on ne doit point compter sur la mobilité des symphyses pelviennes, et leur résistance accroît encore les difficultés de l'accouchement.

État de maladie de la mère. — Dans cette catégorie d'indications pouvant autoriser l'accouchement prématuré, se trouvent les plus grandes difficultés de la pratique. M. Silbert examine successivement les *maladies de la grossesse ;* les *maladies aggravées par la grossesse ;* les *maladies qui font craindre que la femme n'arrive pas au terme de la gestation ;* les *grossesses tardives.*

Les maladies de la grossesse. — Si les adversaires de l'accouchement provoqué se sont élevés avec énergie contre cette opération dans les cas d'angustie pelvienne, on doit prévoir combien ils devaient la proscrire dans les cas de maladies compliquant la grossesse et aggravées par le fait de l'état de plénitude de l'utérus.

Aussi, ne pouvons-nous nous défendre de blâmer M. Silbert de n'avoir pas donné à cette partie de son travail le développement qu'elle méritait.

Dans un mémoire que nous avons publié dans l'*Union médicale* en 1848, nous avons abordé cette question sous ce titre : *Dans quelles circonstances, en faisant abstraction des vices de conformation du bassin, est-il indiqué de provoquer l'accouchement, quelle que soit, du reste, l'époque de la grossesse ?*

Comme on le voit, nous avions étendu le champ de notre étude, puisque nous ne tenions pas compte de la viabilité de l'enfant, et nous adoptions absolument l'opinion de M. Dubois, qui, dans ses leçons de clinique, disait : « Il nous semble que dans des circonstances où il se » rait prouvé que la mère et le fruit, ou du moins l'un d'eux, ne pour-» raient résister à un accouchement à terme, et où en même temps » l'avortement présenterait moins de chances fâcheuses que tout autre » moyen de délivrer la mère, il faudrait y recourir. »

M. Silbert, dont le travail est antérieur au nôtre, pouvait trouver dans les livres classiques de précieux éléments pour donner plus d'intérêt à son œuvre. Mais poursuivons.

La grossesse peut déterminer des modifications mécaniques telles , que la vie de la mère soit compromise.

M. Silbert, dans cette catégorie d'indications, cite l'exagération de volume de l'utérus (observation de Duclos , de Toulouse); la capacité insuffisante du bassin et de la cavité abdominale produisant les mêmes résultats (dyspnée , infiltrations , anasarque). L'observation de Desormeaux (*Dict. en* 30 *vol.*) offre un exemple remarquable de ce genre d'accident ; et sans doute l'accouchement provoqué avant terme eût dû sauver la malade, qui mourut trois jours après la délivrance, après avoir présenté pendant les deux derniers mois de la gestation les phénomènes les plus graves d'asphyxie. M. Silbert cite également certains déplacements de l'utérus qui, à mesure que son volume s'accroît, gêne nécessairement les fonctions des organes voisins qu'il comprime. Mais ce genre d'obstacle à une époque déjà avancée de la grossesse peut assez facilement être combattu sans qu'on soit dans la nécessité de provoquer l'accouchement. Disons , en passant, qu'il n'en est pas de même dans les premiers mois de la grossesse , et que certaines antéro ou rétroversions irréductibles constituent une indication formelle d'avortement.

Les modifications physiologiques sont ensuite examinées par M. Silbert. Il range parmi elles l'insertion vicieuse du placenta , qui nous paraîtrait bien plus devoir constituer une classe à part sous le titre d'*anomalies*. Nous n'avons pas à nous étendre sur l'indication d'urgence fournie par les hémorrhagies; elle est trop formelle pour devoir être discutée.

Quant aux *modifications sympathiques*, dans lesquelles M. Silbert range les vomissements incoercibles et l'éclampsie, elles présentent des difficultés de pratique d'une solution tellement délicate que la science, sur ce point, reste encore plongée dans une obscurité profonde, et ce ne sont pas les six pages consacrées à cette étude dans le livre que nous analysons qui pourront y porter la lumière. Et cependant il y avait, dans un traité qui s'intitule *Traité pratique*, nécessité d'aborder ces questions , sinon pour les résoudre, tout au moins pour fournir des éléments de jugement. Les vomissements incoercibles sont indiqués dans tous les auteurs comme pouvant se terminer par la mort de la malade, et il est à remarquer que la question du traitement dans la période extrême de cette affection n'est pas même jugée dans la plupart des livres classiques; on dit bien que l'accouchement prématuré a été proposé, mais on ne discute pas cette proposition.

M. Dubois, qui a tracé avec une précision pratique parfaite la marche de ces vomissements, qui suivent trois périodes bien tranchées, n'hésite pas à proposer l'avortement comme traitement. Il nous paraît surtout applicable à la dernière période, lorsque surviennent des accidents cérébraux, des hallucinations, des douleurs névralgiques intolérables, etc., et enfin une espèce de sommeil comateux précurseur d'une mort prochaine.

Les louables efforts tentés pour éclairer l'étiologie de ces vomissements laissent malheureusement trop à désirer pour qu'on puisse attribuer la maladie à une lésion anatomique toujours la même. Jusqu'à ce qu'on soit fixé sur ce point, la question reste complexe, et le médecin restera libre de prendre une résolution que sa conscience seule lui dictera.

Quant à l'éclampsie, on a davantage étudié l'opportunité de l'intervention chirurgicale pour sauver la mère et l'enfant. M. Silbert est disposé à admettre cette intervention. Nous avons nous-même (travail déjà cité) essayé de juger la question, et, tout en y mettant une excessive réserve, nous avons prévu l'importance que pourrait acquérir l'accouchement prématuré dans le traitement de l'éclampsie, si, à l'aide du chloroforme, on pouvait parvenir à diminuer la gravité des accidents produits sous l'influence des manœuvres auxquelles il faut recourir pour provoquer la déplétion de l'utérus.

Nous signalerons encore un genre d'accidents nerveux qui pourrait rendre nécessaire l'accouchement provoqué : nous voulons parler de certaines formes de chorée.

Les *maladies aggravées par la grossesse* offrent aussi une série de difficultés tout aussi complexe, et il est de toute impossibilité d'arrêter un code pratique définitif. Seulement les faits sont déjà assez nombreux pour aider les médecins dans la décision à prendre. Ainsi on a provoqué l'accouchement avec succès dans des cas d'anévrysme, dans les épanchements pleurétiques, dans l'épilepsie, l'apoplexie, l'hydropisie ascite, la péritonite, dans le choléra, etc., etc. M. Silbert ne se prononce qu'avec timidité sur ce sujet, et pour lui il n'est permis d'intervenir « que quand la vie de la mère ou du fœtus est dans un danger » pressant et qu'on a la conviction, en employant cette pratique, de ne » courir le risque de nuire gravement ni à l'un ni à l'autre. » (Page 65.)

Nous avons voulu reproduire cette proposition textuellement, car il est impossible de formuler d'une façon plus absolue une opinion opposée à l'intervention. Si le médecin est condamné à l'inaction lorsqu'il n'est pas sûr, dans une aussi grave opération, de ne faire courir aucun risque ni à la mère ni à l'enfant, il peut certainement se considérer comme un simple spectateur, et abdiquer ; pour nous, sans autre autorité que celle puisée dans une conviction profonde, nous jugeons différemment : et sans hésiter, nous conseillerons toujours l'intervention chirurgicale dès que la vie de la mère se trouvera menacée. Nous saurons faire taire devant ce grand intérêt la douleur que nous inspireront les dangers auxquels nous exposerons l'enfant, et bien plus, si cela devenait nécessaire, nous n'hésiterons même pas à faire le sacrifice de l'enfant, si le salut de la mère ne devait être obtenu qu'à ce prix.

Dans les quelques lignes consacrées aux maladies qui font craindre que la femme n'arrive pas au terme de la grossesse, M. Silbert cite l'observation de M. Ashwel.

Une femme enceinte de six mois présentait un ostéo-sarcome du genou à progrès si rapide, que l'amputation devait être pratiquée sans retard, et avant de la pratiquer, on a cru devoir provoquer l'avortement.

Ceci fait, on a amputé. Je n'ai pas à vous dire quel a été le résultat de cette opération, et je m'abstiens de la juger.

Viennent enfin les grossesses tardives. Malgré l'opinion de médecins éclairés, nous repoussons toute intervention dans ces cas si douteux. M. Silbert l'admettrait chez les femmes en récidives de grossesse tardive. Il n'aura pas, je pense, l'occasion de l'appliquer dans toute sa carrière médicale.

Nous arrivons actuellement *aux indications fournies par l'état du fœtus.*

M. Chailly a cru devoir hâter le terme de la délivrance chez deux femmes qui avaient eu antécédemment des enfants d'un volume extrême. Mais disons que dans un de ces cas au moins le bassin offrait un certain degré de rétrécissement. L'enfant, venu avant terme, dit-on, avait une tête développée comme elle l'est au terme de la gestation (diamètre occipito-mentonnier, 136 millimètres ; diamètre occipito-frontal, 115). La mort eut lieu par convulsion douze heures après la naissance. Quant à l'autre malade, elle eut tellement peur de l'idée de M. Chailly, qu'elle accoucha avant l'opération. Nous croyons que la science ne peut rien gagner à ces deux faits.

On a proposé d'accoucher avant terme des femmes chez lesquelles le fœtus succombait habituellement dans le dernier mois de la grossesse (Deumann et Hayn). Dans toute cette question la fantaisie semble régner spécialement ; il ne reste rien encore pour la pratique. Quant aux vices de conformation du fœtus, ils sont trop difficiles à diagnostiquer pendant la vie intra-utérine, pour être considérés comme pouvant fournir des indications pour l'accouchement provoqué, et nous avons même signalé comme contre indication ces vices de conformation, si *à priori* ils avaient pu être reconnus. M. Silbert ne partage pas notre manière de voir, fondée cependant sur l'inutilité d'exposer la mère à un danger qui n'aura même pas comme compensation le salut de l'enfant.

Le chapitre consacré à l'examen de l'époque à laquelle on doit pratiquer l'opération aurait pu être résumé en quelques mots. Le terme extrême pour obtenir un enfant viable est au moins de la trente et unième à la trente-deuxième semaine. Avant cette époque, c'est l'avortement. Depuis ce moment de la vie intra-utérine jusqu'à sa complète évolution, on suivra les indications fournies par les circonstances qui vous mettent dans la nécessité d'intervenir.

Nous passerons rapidement sur les moyens de déterminer l'accouchement prématuré, qui sont exposés dans le troisième et dernier . chapitre ; nous pouvons louer M. Silbert de l'exactitude qu'il a mise à reproduire sur ce point l'état actuel de la science. Nous arrivons enfin à l'appréciation de ces divers procédés, qui pour M. Silbert se résument ainsi, abstraction faite des moyens indirects :

1º Ponction simple et directe de l'œuf ;

2º Ponction de l'œuf à sa partie supérieure par le procédé de M. Meissner, modifié par M. Villeneuve ;

3º La dilatation progressive du col au moyen de l'éponge préparée par le procédé de M. Kluge ;

4º Le décollement des membranes soit par la méthode de Zuidhock, soit par l'injection intra-utérine de M. Cohen (de Hambourg) ;

5º Enfin les douches utérines dirigées sur le col utérin par le procédé de M. Kiwisch.

Pour les cas urgents, M. Silbert adopte la ponction de l'œuf. Dans les cas ordinaires, les douches utérines mériteront la préférence. Nous n'avons rien à reprendre à cette appréciation.

Nous voici, messieurs, au terme de la tâche que vous nous avez confiée. Le travail de M. Silbert se termine par une série de propositions que nous ne reproduirons pas, puisque nous avons eu le soin dans cette analyse déjà trop longue de vous exposer successivement les opinions de l'auteur.

Si l'opération est adoptée par lui comme un véritable bienfait pour l'humanité, et avec raison, suivant nous, il aurait dû, pour donner plus de force à cette appréciation, montrer ce que donne l'expectation, et présenter seulement sous forme de statistique les tristes résultats fournis par les opérations que l'on a dû pratiquer à la période ultime de la grossesse.

Permettez-nous de joindre à notre rapport quelques considérations sur ce sujet.

La symphyséotomie, qui peut, à la rigueur, ajouter une dizaine de millimètres au diamètre sacro-pubien, est jugée en ces termes par un de nos honorables collègues, M. Cazeaux : *C'est une opération qui compromet souvent la vie, et toujours la santé de la mère.* Aussi doit-on la considérer comme abandonnée, malgré quelques succès, et *à priori* nous serions même disposé à lui préférer la pubiotomie.

L'*opération césarienne* méritait d'être appréciée dans le travail de M. Silbert ; c'était un sujet bien délicat, il est vrai, et sur lequel la controverse la plus animée se ravive à toute occasion.

On sait les tristes résultats, et résultats constants, fournis par cette opération chaque fois qu'elle a été pratiquée à Paris. Aussi la plupart de nos maîtres, sinon tous, aujourd'hui sont-ils d'accord pour ne l'admettre que dans les cas tout à fait exceptionnels d'angustie pelvienne portée à un tel degré que l'extraction de l'enfant même mutilé ne peut se faire par les voies ordinaires. La limite extrême du rétrécissement serait, pour M. P. Dubois, de 54 millimètres. M. Cazeaux adopte cette opinion, et dans quelques lignes écrites sous l'inspiration des sentiments les plus honorables, il motive le rejet de l'opération césarienne en dehors de ce degré d'angustie.

Nous avons eu l'occasion d'assister deux fois à cette opération, et ce que le raisonnement nous donnait de répulsion contre elle, la pratique l'a encore accru, si c'est possible. On a vivement reproché aux chirurgiens le cruel sacrifice de l'enfant encore vivant ; mais tout en prenant notre part de ces doléances sur le sort du fœtus, nous gardons toute notre sollicitude pour la mère : c'est sa vie surtout que nous sauvegardons. Et si l'occasion se présente jamais pour nous de tenir en nos mains la double destinée de deux êtres, dont l'un inconnu, à vie hypothétique, dont l'autre vivant, souffrant cruellement, entouré d'affections, notre parti sera vite pris, et sans arrière-pensée, sans remords, nous ferons le sacrifice de l'enfant.

C'est assez dire que dans toute occasion où elle sera applicable nous aurons recours à la céphalotripsie.

En résumé, messieurs, le travail de M. Silbert, auquel nous reprochons surtout de ne pas être assez complet, mérite cependant votre approbation. Il constitue, sinon un traité, au moins un mémoire utile et intéressant, qui doit être considéré comme pouvant, pour sa part, servir à vaincre les résistances opposées par les adversaires de l'accouchement prématuré artificiel.

Nous avons donc l'honneur de vous soumettre les deux propositions suivantes :

1° Adresser à M. Silbert une lettre de remercîments ;

2° Déposer honorablement son mémoire dans la bibliothèque de la Société.

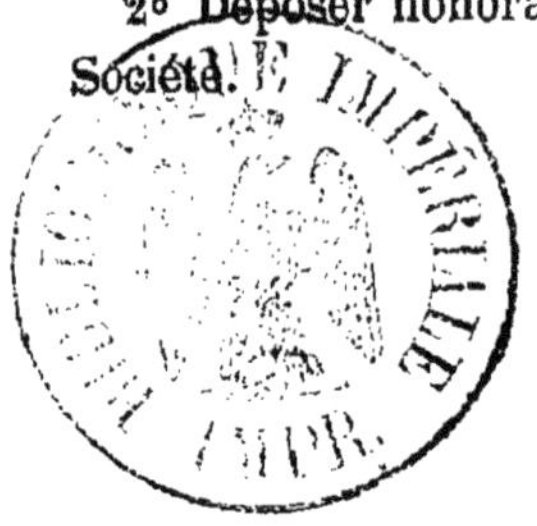

www.ingramcontent.com/pod-product-compliance
Ingram Content Group UK Ltd.
Pitfield, Milton Keynes, MK11 3LW, UK
UKHW020207080726
13614UKWH00006B/2666